I0076753

N° 12
18 94

DES

PARAMÉTRITES ET PÉRIMÉTRITES

PRIMITIVES

(PHLEGMONS RETRO-UTÉRINS)

LEUR TRAITEMENT

PAR

Le Dr Étienne AUZILLION

Ex-Interne à l'Hôpital civil d'Oran

MONTPELLIER

TYPOGRAPHIE ET LITHOGRAPHIE CHARLES BOEHM

ÉDITEUR DU NOUVEAU MONTPELLIER MÉDICAL

1894

T 122
465

DES

PARAMÉTRITES ET PÉRIMÉTRITES

PRIMITIVES

(PHLEGMONS RÉTRO-UTÉRINS)

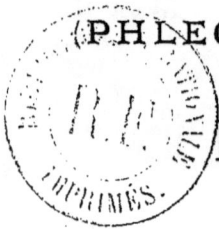

ET LEUR TRAITEMENT

PAR

Le Dr Étienne AUZILLION

Ex-Interne à l'Hôpital civil d'Oran

MONTPELLIER

TYPOGRAPHIE ET LITHOGRAPHIE CHARLES BOEHM

ÉDITEUR DU NOUVEAU MONTPELLIER MÉD.CAL

1894

A MA GRAND'MÈRE

A MON PÈRE

A MA MÈRE

AUX MIENS

A MES AMIS

E. AUZILLION.

A mon excellent ami Me Geo. COSTE

Notaire

A la Famille EMERAT (d'Oran)

E. AUZILLION.

A Monsieur le Docteur MONDOT

Chirurgien de l'Hôpital civil d'Oran

A Monsieur le Docteur FONTENEAU

Médecin en Chef de l'Hôpital civil d'Oran

E. AUZILLION.

A MON PRÉSIDENT DE THÈSE

Monsieur le Professeur PAULET

E. AUZILLION.

PARAMÉTRITES ET PÉRIMÉTRITES

PRIMITIVES

(PHLEGMONS RÉTRO-UTÉRINS)

LEUR TRAITEMENT

INTRODUCTION

Pendant trois années consécutives, nous avons eu l'occasion d'observer dans le service de M. le Dr Mondot, à l'hôpital civil d'Oran, un certain nombre de femmes atteintes de suppurations pelviennes qui ne présentaient, pour la plupart, aucune réaction fébrile et dont le symptôme prédominant était l'élément douleur.

Ces femmes, dont le début de l'affection remontait souvent à plusieurs années, ne pouvaient plus vaquer à leurs occupations, et l'existence des moins malades était absolument gênée.

Si on se livrait à un examen minutieux, examen toujours très douloureux, on trouvait des masses plus ou moins volumineuses, occupant presque toujours le cul-de-sac de Douglas. On observait en même temps de la métrite chronique plus ou moins intense, accompagnée ou non d'allongement hypertrophique du col.

Nous avons été frappé de la fréquence de cette affection et de la guérison prompte obtenue avec un simple débridement vaginal : nous avons pu, en outre, nous assurer que, dans les cas de métrite avec hypertrophie du col, il fallait, pour obtenir une guérison certaine, curetter l'organe utérin et amputer le col.

Ce sujet a été traité par beaucoup d'auteurs, nous n'avons donc point la prétention de faire œuvre nouvelle, et nous nous estimerions trop heureux si notre modeste travail pouvait contribuer à remettre en honneur une opération aujourd'hui à peu près délaissée.

C'est une simple étude clinique que nous présentons ici ; aussi, pour certaines parties de ce travail, telles que l'anatomie pathologique et les divers traitements, ferons-nous de larges emprunts aux savants livres de Delbet et Pozzi, qui nous ont particulièrement intéressé.

Nous aurions pu présenter plus de dix observations, mais nous avons préféré ne donner que celles dont les malades ont été suivies longtemps après l'opération.

Notre maître, M. le professeur Paulet, nous a fait le grand honneur d'accepter la présidence de cette thèse ; qu'il nous permette de lui adresser l'expression de notre vive gratitude, et qu'il reçoive ici l'hommage de notre profonde reconnaissance pour l'amitié qu'il nous a toujours témoignée.

Que M. le Dr Mondot, chirurgien de l'hôpital civil d'Oran, qui nous a si souvent aidé de ses excellents conseils et qui nous a toujours montré un si bienveillant intérêt, reçoive nos sincères remerciements.

Nous remercions également M. le Dr Fonteneau, médecin en chef de l'hôpital civil d'Oran, des marques de sympathie dont il nous a honoré pendant notre internat.

PLAN.

Exposer, dans une première partie, les différentes théories émises sur l'origine et le siège de ces suppurations, décrire la symptomatologie et l'examen, donner ensuite un aperçu de l'anatomie pathologique et faire le diagnostic.

Dans une deuxième partie, exposer les divers traitements et décrire ensuite la ponction et l'incision vaginale, opérations que nous préconiserons et dont nous donnerons les indications.

PREMIÈRE PARTIE

I.

Des diverses théories émises sur l'origine et le siège des inflammations péri-utérines.

Le fond de l'utérus et sa moitié supérieure sont recouverts par la séreuse péritonéale qui, en ces points, est adhérente au tissu musculaire de la matrice. Arrivé un peu au-dessous de l'isthme, le péritoine se détache et se porte en avant sous la vessie, pour former le cul-de-sac péritonéal antérieur. En arrière, il se porte au delà du museau de tanche pour remonter ensuite en haut et en arrière et former le cul-de-sac péritonéal postérieur.

Sur les côtés, moins intimement liée à la moitié supérieure de l'organe utérin, cette membrane s'en éloigne à la partie moyenne et forme les ligaments larges.

Entre ces culs-de-sac péritonéaux que nous venons d'indiquer et les culs-de-sac vaginaux, on trouve une grande quantité de tissu cellulaire lâche, peu riche en graisse, mais riche en vaisseaux et en lymphatiques.

Ce tissu conjonctif est susceptible de s'enflammer et peut donner lieu à des collections séreuses, sanguines ou purulentes.

Ces suppurations ont été vues et décrites par tous les gynécologues, mais leur étude a de tout temps soulevé les questions les plus variées, suscité les plus ardentes controverses. Qu'il s'agisse, en effet, du mode de progression des agents infectieux qui les engendrent, du siège exact de leur localisation ou de leur traitement, les opinions les plus diverses se croisent.

On commença d'abord par décrire les grandes suppurations dues à la puerpéralité, de nature septicémique, et ce n'est qu'en 1830 que Grisolle et Bourdon posèrent le premier jalon de cette étude si intéressante. Bourdon, dans un article sur les tumeurs fluctuantes du petit bassin, article paru en 1841 dans la *Revue médicale*, étudiait les tumeurs primitivement et secondairement placées dans le petit bassin au-dessus de l'aponévrose pelvienne. Pour lui, ces tumeurs intra-péritonéales avaient leur siège dans le ligament large, mais l'inflammation pouvait s'étendre de proche en proche et par continuité au tissu cellulaire de la fosse iliaque, la tumeur devenait alors extra-péritonéale.

C'était confondre le phlegmon du ligament large et les suppurations de toute autre origine.

Nonat, en 1850, fit faire un pas de plus à cette étude en décrivant l'inflammation du ligament large avec ou sans phlegmasie de l'ovaire : inflammation qui, dans certains cas, pouvait se propager au tissu cellulaire péri-utérin. La lymphangite était la cause prochaine de toutes ces inflammations.

Prost, Gosselin, Gallard montrèrent aussi que l'inflammation péri-utérine était la cause la plus fréquente des tumeurs morbides du petit bassin, mais, pensant que le tissu cellulaire péri-utérin était en tout point semblable au tissu cellulaire de toute autre région du corps, ils rejetèrent la division de ces inflammations en aiguë, subaiguë et chronique d'emblée, division qu'avait donnée Nonat, et n'admirent que la forme aiguë et la forme chronique, qui succédait toujours à une phlegmasie aiguë et répétée.

Comme on le voit, ces discussions étaient devenues plus théoriques que pratiques.

Le tissu cellulaire était regardé par tous comme la source des accidents que l'on observait, quand, en 1862, Bernutz et Goupil prétendirent que les tumeurs appelées phlegmon rétro utérin ne pouvaient avoir pour siège le tissu cellulaire interposé au muscle utérin et au péritoine. «La plus simple dissection, disaient-ils, montre que le tissu conjonctif sous-jacent au péritoine est si peu abondant, si dense, si serré sur les faces antérieure et postérieure de l'utérus qu'on ne peut l'en séparer. Il ne reste plus dès lors, pour siège de ces abcès, qu'une mince bandelette celluleuse existant à l'union du col et du corps[1].»

Ces tumeurs, ajoutaient-ils, sont dues à une inflammation du péritoine pelvien; pelvi-péritonite liée elle-même à une affection des trompes et des ovaires, enfin cette oophoro-salpingite était due elle-même à une phlébite; le transport des germes infectieux s'étant fait par la voie veineuse.

C'était la théorie que, quatre ans auparavant, Aran et son élève Siredey avaient avancée.

Une vive discussion s'engagea : les uns ne voulant voir dans les tumeurs péri-utérines qu'une inflammation du tissu cellulaire sous-péritonéal qui entoure la matrice, d'origine lymphatique ; les autres considérant toutes ces inflammations comme dues à des pelvi-péritonites liées à une oophoro-salpingite due elle-même à une phlébite.

Hervieux, Pâris, considérèrent aussi la phlébite comme cause prochaine de l'inflammation.

Championnière, en 1870, parut apporter un trait d'union entre ces théories opposées en faisant jouer aux lymphatiques un rôle prépondérant dans ces affections : ce rôle ne leur était donné alors que dans l'état puerpéral. Championnière allait plus loin : Il attribuait à ces vaisseaux blancs beaucoup plus d'importance en étendant leur action à l'utérus en état de vacuité.

---

[1] Du moment qu'ils admettaient l'existence d'une mince couche de tissu conjonctif, Bernutz et Goupil devaient admettre la possibilité de phlegmons, même volumineux : Ex. : les paupières qui ont une couche de tissu cellulaire fort mince.

Guérin, Siredey, Guéneau de Mussy, Martineau, admirent l'adéno-lymphite pour expliquer les inflammations péri-utérines.

«L'inflammation péri-utérine, dit Martineau, peut exister seule, mais dans la plupart des cas on la trouve en connexion avec l'adéno lymphite.»

Cette théorie, si séduisante, fut admise par presque tous, mais son éclat ne devait point être de longue durée.

Peu à peu, en effet, on revint à la théorie d'Aran, théorie si brillamment défendue de nos jours par le professeur Pozzi :

«Ces abcès pelviens — collections purulentes soudées au bassin — sont le plus souvent les phases de l'évolution des pyo·salpinx, la propagation se faisant par voie muqueuse (Pozzi)».

Nous voici donc en présence de deux théories :

L'une, paraissant compter le plus grand nombre de partisans, admet la propagation de l'inflammation par voie muqueuse ; les lymphatiques jouent bien un rôle, mais ce rôle est lui-même subordonné à l'inflammation antérieure de la muqueuse utérine et de son prolongement dans l'oviducte : les trompes et les ovaires enflammés détermineraient par suite l'inflammation du tissu cellulaire et du péritoine.

L'autre explique la propagation des agents phlogogènes par les lymphatiques utérins : il y aurait para-métrite et péri-métrite sans oophoro-salpingite.

Ces théories, valides toutes deux, ont le défaut d'être trop exclusives.

Il est évident que l'inflammation de la matrice peut se propager par continuité de tissu, par voie muqueuse autrement dit, aux trompes et aux ovaires. Cette oophoro-salpingite peut à son tour déterminer de la péritonite et de la cellulite pelvienne : cela est aussi indubitable.

Mais pour quelles raisons ne point admettre le transport des germes infectieux par la voie lymphatique seule, en dehors de l'état puerpéral ?

L'utérus, les trompes, les ovaires, sont reliés entre eux par de nombreux cordons lymphatiques.

Pourquoi n'admettrait-on point, comme le fait remarquer Reclus, que les germes pathogènes puissent passer par les lymphatiques qui rampent à la surface de ces organes et provoquer une pelvi-péritonite, sans les léser, ou bien puissent passer directement de l'utérus au tissu cellulaire péri-utérin ?

Poirier a démontré que les lymphatiques de la couche muqueuse utérine, vaisseaux qui se rencontrent sous forme de lacunes communiquant largement entre elles, ont de nombreuses anastomoses avec un riche réseau sous-péritonéal. Une piqûre profonde dans un de ces réseaux de la séreuse décèle aisément de gros troncs qui rampent sous la séreuse : troncs tellement superficiels qu'ils dessinent leur saillie sur la face libre du péritoine dont ils ne sont séparés que par un simple endothélium.

Sous l'influence d'une métrite ou d'une endométrite, le transport des micro-organismes se fait directement ou indirectement par les lymphatiques et «nous connaissons trop les connexions des vaisseaux blancs avec les séreuses pour penser que des germes puisés à la surface de la muqueuse et arrivant dans le tissu cellulaire sous-péritonéal ne puissent en déterminer l'inflammation » (de Sinéty).

Ce tissu cellulaire, riche en vaisseaux, riche en lymphatiques s'enflammera donc et déterminera des poussées de péritonite, ou inversement l'inflammation primordiale du péritoine déterminera de la cellulite pelvienne.

Nous ne pouvons, en effet, sous le prétexte de ne point retomber dans la confusion de Nonat, admettre comme Delbet, l'existence d'une paramétrite sans périmétrite.

Si Delbet et d'autres auteurs soutiennent encore que la paramétrite et la périmétrite peuvent exister l'une sans l'autre, c'est que, croyons-nous, la part du péritoine et du tissu cellulaire est fort difficile à faire dans ces inflammations Dans un cas, la pelvi-péritonite domine ; l'inflammation du tissu cellulaire dans l'autre.

En résumé : nous dirons que, si la propagation des micro-organismes se fait souvent par voie muqueuse, plus souvent encore ce transport a lieu par voie lymphatique directe : les phlébites qui existent parfois dans certaines formes de suppurations diffuses, n'étant point l'origine habituelle de ces suppurations.

De plus, si l'oophoro-salpingite est souvent cause d'inflammation du tissu cellulaire péri-utérin, plus souvent encore la paramétrite et la périmétrite sont sous la dépendance d'une lésion utérine unique.

Les termes ne manquent point pour exprimer ces formes de suppurations pelviennes, nous conserverons ceux de paramétrite et périmétrite, le plus souvent employés.

Nous diviserons, avec Delbet, ces paramétrites et périmétrites en primitives, ou sous la dépendance d'une lésion utérine, et secondaires ou dues à une tumeur développée dans le voisinage.

Les para-périmétrites primitives feront seules l'objet de cette étude, et dans cette classe de suppurations le phlegmon rétro-utérin nous occupera tout spécialement.

II.

Symptomatologie.

Ces paramétrites et périmétrites sont une affection de la vie génitale de la femme. Elles suivent une marche aiguë ou chronique, mais dans la pratique on observe rarement la forme aiguë : le plus souvent, en effet, on se trouve en présence d'une lésion remontant à une époque plus ou moins éloignée.

AIGUES. — Ces périmétrites sont dues pour la plupart à la puerpéralité.

Début brusque, symptômes généraux graves, fièvre intense. Elles peuvent se résorber, suppurer ou passer à l'état chronique.

CHRONIQUES. — Ces inflammations affectent une marche lente apyrétique, souvent peu douloureuse et pour laquelle beaucoup de malades ne consultent point le médecin.

Mais que sous une influence quelconque (chutes, contusions, refroidissements, etc...) les douleurs deviennent plus vives, les malades viendront alors réclamer des soins.

On les voit arriver pâles, amaigries, se traînant avec peine, pliées en deux pour calmer leurs souffrances : souvent le moindre mouvement leur arrache des plaintes.

Interrogeons-les : elles nous diront que leur affection date de longtemps, elle remonte à une ou plusieurs années. La maladie est survenue brusquement à la suite d'un refroidissement, après un accouchement, un coït brutal.

L'infection gonorrhéique en est souvent le point de départ [1].

De vives douleurs de ventre ont ouvert la scène, parfois des vomissements, de la diarrhée, sont survenus, puis au bout de quelques jours l'accalmie s'est faite, les douleurs ont disparu et les malades, d'abord très effrayées par la brutalité du début, se sont tranquillisées et ont continué à vaquer à leurs occupations.

Si nous poussons plus loin nos recherches, nous constaterons que depuis ce jour ces femmes ont de l'irrégularité dans la menstruation ; des règles plus fréquentes, s'accompagnant de violentes douleurs spasmodiques. Le flux cataménial est devenu de plus en plus abondant, quelquefois ces malades «sont toujours dans le sang». Ce sang est rouge, liquide, plus souvent en caillots.

Ajoutons à cela une constipation opiniâtre, douloureuse, une pénible sensation de pesanteur dans le bassin, de la dysurie, du

---

[1] A la Société obstétricale de Londres (1883), Griffith présente un phlegmon rétro-utérin, causé par l'ouverture, dans le cul-de-sac postérieur, d'un certain nombre de fistules rectales.

ténesme anal et vésical, plus rarement de la diarrhée. Martin a constaté en outre des troubles visuels consistant en une hyperesthésie notable de la rétine et une diminution de l'acuité visuelle prononcée surtout à la lumière du jour.

On constate chez ces malheureuses patientes une anorexie des plus marquées. Non seulement l'appétit se perd peu à peu, mais encore la vue des aliments leur fait horreur et souvent, après un repas fort peu copieux, de véritables régurgitations surviennent, peu douloureuses, sans cause appréciable.

Les promenades en voiture, courses un peu longues, descente rapide d'un escalier, suffisent pour provoquer chez elles des douleurs, et un séjour au lit, plus ou moins prolongé, leur est quelquefois nécessaire pour reprendre une vie dont la tranquillité sera interrompue au moindre accident.

Tel est le tableau symptomatique de cette affection caractérisée en un mot par un début brusque, suivi d'une série d'attaques séparées par des intervalles d'accalmie, pendant lesquels les malades peuvent s'occuper de leurs travaux.

Tous ces phénomènes peuvent se succéder ainsi pendant longues années, mais presque fatalement arrive un jour où sous une influence quelconque, qu'il est parfois assez difficile de saisir, les douleurs deviennent très violentes, expulsives, lancinantes, avec irradiations dans les lombes, les aines, les cuisses.

Ces douleurs, au lieu de s'amender comme par le passé, persistent de plus en plus fortes : c'est alors que les malades, ne pouvant plus résister à leurs souffrances, viennent nous supplier de les calmer.

Pour ce faire, il convient, avant d'instituer un traitement, de procéder à un examen minutieux et de porter un diagnostic : examen et diagnostic seront donc l'objet des chapitres suivants.

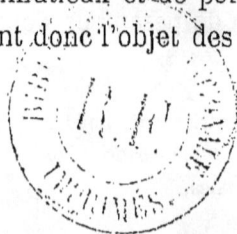

III.

Examen.

On emploie, pour examiner les organes du petit bassin, le palper abdominal combiné avec le toucher rectal et vaginal.

Hegar et Kaltenbach ont, de plus, préconisé l'examen combiné par la vessie et le canal de l'urèthre, qui doit être toujours précédé de la dilatation forcée de ce canal au moyen des doigts ou d'instruments appropriés. Nous ne parlerons point de cet examen qui ne nous paraît point indiqué dans les cas que nous étudions.

Nous ne ferons également que mentionner l'exploration manuelle du rectum décrite par Simon, cette manœuvre nous paraissant brutale et dangereuse.

Il sera bon de pratiquer ces différents touchers sur une table d'exploration ou à défaut sur une table d'opération et non dans le lit même de la malade : le rectum et la vessie auront été préalablement vidés et, pour tirer le plus de profit possible de cet examen, il faudra suivre le précepte de Bourdon : « Se placer du côté de la malade vers lequel s'incline la tumeur et employer l'index de la main correspondante à ce même côté. »

Le chloroforme [1] sera un utile adjuvant si la femme n'est point en danger, car, outre qu'il atténuera les souffrances de la malade, il facilitera l'examen en mettant les muscles abdominaux dans le complet relâchement.

La PALPATION ABDOMINALE a pour but de faire connaître la consistance et la sensibilité de la paroi abdominale, elle permet de

---

[1] On pourra aussi se servir de l'éther ou d'un mélange d'alcool, d'éther et chloroforme (alcool : 1 partie ; éther : 3 parties ; chloroforme : 2 parties) que nous avons vu employer dans le service de M. le professeur Tédenat, mais ce mélange ne devra être fait qu'au moment même de l'opération.

plus de se renseigner sur la situation de l'utérus dans le bassin. La face palmaire des deux mains étant appliquée sur la paroi abdominale et n'exerçant aucune pression, on palpe avec l'extrémité des doigts pour connaître l'état de la paroi, puis, déprimant peu à peu les tissus, on se rend compte du volume de l'utérus, de sa situation et de sa mobilité.

Ainsi pratiqué, ce palper permet de reconnaître que l'abdomen, en général peu tendu, d'épaisseur normale, est légèrement douloureux dans la région utérine. L'utérus est volumineux, épaissi, le plus souvent en antéposition, et si la femme est maigre, les parois abdominales flasques, on peut quelquefois le sentir dans la région hypogastrique. Il se présente sous la forme d'un corps arrondi, lisse, douloureux à la pression.

Si, le saisissant entre les deux mains comme une tête de fœtus, on essaye de le déplacer, on ne peut y arriver. Il est, en effet, comme nous le verrons en étudiant l'anatomie pathologique, fixé dans le bassin par de nombreuses adhérences, et suivant l'expression d'Emmet : « On dirait qu'on a fait fondre le tissu cellulaire, qu'on l'a coulé autour de la matrice et qu'il s'est solidifié ».

Pour pratiquer le TOUCHER VAGINAL, la femme est couchée, les cuisses légèrement écartées et demi-fléchies sur le bassin : on dirige alors le doigt indicateur préalablement enduit d'un corps gras antiseptique (vaseline boriquée, phéniquée, huile phéniquée), d'arrière en avant vers la commissure postérieure de la vulve, sur laquelle il appuie, ce qui permet son facile glissement dans le vagin : le pouce est dans l'abduction, les trois derniers doigts reposent sur le périnée.

Le vagin est chaud, sensible. Le col utérin est très souvent hypertrophié, ouvert, on y sent quelquefois des kystes glandulaires sous forme de grains durs. Si on le saisit entre les deux doigts et qu'on le presse, la malade accuse une vive douleur.

L'utérus est fixe, volumineux, pesant. Si avec le doigt on

essaye de le faire basculer en imprimant des mouvements au col, on détermine une douleur très aiguë.

Les culs-de-sac vaginaux occupés par la tumeur sont épais, chauds, douloureux : au lieu de leur souplesse normale, on éprouve de la résistance, et l'on a sur le doigt la sensation d'une masse saillante, dure, ligneuse, rarement fluctuante[1]. Quelquefois pourtant on peut déterminer la dépression d'un point plus mou : ce point indique toujours la présence du pus en quelque petite quantité qu'il se trouve.

Cette tumeur siège, le plus souvent, dans le cul-de-sac de Douglas et peut s'étendre dans le cul-de-sac latéral gauche : rarement on la trouve dans les culs-de-sac antérieur et latéral droit: Elle paraît soudée à l'utérus et repousse la matrice vers le côté sain. Les culs-de-sac vaginaux sont parfois refoulés vers en bas, presque toujours attirés vers le haut, et, pour arriver à l'insertion vaginale du col il est alors nécessaire de faire pénétrer l'index plus avant en soulevant le périnée avec les trois derniers doigts fléchis.

La palpation abdominale, l'exploration vaginale terminées, il convient de combiner ces deux examens.

Cet EXAMEN COMBINÉ fournit des indications fort importantes, aussi ne doit-on jamais le négliger. Il permet de contrôler les résultats fournis par la palpation abdominale et le toucher vaginal.

On peut ainsi apprécier le volume, la mobilité, la sensibilité et le poids de l'organe utérin en plaçant l'index d'une main dans un cul-de-sac, tandis que l'autre main appliquée sur l'abdomen, repousse en bas la face opposée de la matrice.

Enfin, fait capital, par ce moyen on se renseignera très bien sur l'état des culs-de-sac vaginaux, et l'on reconnaîtra les anomalies dont ils sont le siège.

---

[1] Le volume de cette tumeur varie : elle peut être de la grosseur d'une noix, d'une orange.

LE TOUCHER RECTAL est aussi fort important, pourtant nous devons reconnaître que c'est surtout dans le cas de lésions des annexes qu'il nous donnera les plus précieux renseignements.

A 3 ou 4 centimètres environ, l'index introduit dans le rectum rencontre une tumeur arrondie, lisse, qui est le col utérin.

Cette tumeur se prolonge plus haut, et l'on arrive sur la face postérieure de la matrice. A droite et à gauche, les tissus sont mous.

Dans les cas de tumeur rétro-utérine, ce toucher permet de constater un empâtement plus ou moins profond. On n'a plus sur le doigt la sensation dure que donne le col, on perçoit une tumeur molle, pâteuse.

De même que nous combinons la palpation abdominale au toucher vaginal, de même nous pratiquerons le TOUCHER RECTAL ET ABDOMINAL COMBINÉS.

Une main placée sur l'abdomen refoule l'utérus en bas, on peut alors avec l'index placé dans le rectum explorer une plus grande partie de la face postérieure de l'utérus.

Ici nous n'aurons plus la sensation utérine, nous sentirons seulement cette tumeur pâteuse que nous donnait le toucher rectal seul.

Cet examen ne nous apprend donc point grand'chose, le toucher RECTO-VAGINAL nous donnera de meilleurs résultats.

La cloison recto-vaginale est mince à l'état normal, les doigts introduits dans le rectum et le vagin peuvent se sentir réciproquement à travers cette épaisseur relative de tissus.

Dans le cas de périmétrite, nos doigts ne se sentiront point, et l'on constatera alors l'épaisseur et l'empâtement des tissus.

L'examen au SPÉCULUM est un complément utile. Il permet de constater la coloration des tissus et l'état du col utérin, qui est ulcéré, hypertrophié et laisse souvent échapper un liquide visqueux, incolore.

IV.

Anatomie pathologique.

Nous devrions maintenant, pour connaître complètement ces formes d'abcès pelviens, apprendre à les distinguer d'autres formes de suppurations, mais il nous a paru utile de donner auparavant un aperçu rapide de la constitution intime de ces abcès en décrivant une autopsie que nous avons eu l'occasion de faire, lorsque nous étions dans le service de M. le Dr Mondot.

PREMIÈRE OBSERVATION.

(*Pavillon 4, N° 11.*)

Vallès Rosa, couturière, 33 ans, espagnole, entre à l'hôpital le 23 mai 1891. La malade ne peut marcher, le moindre mouvement lui arrache des cris.

Teint terreux prononcé, amaigrissement extrême.

Antécédents héréditaires : Nuls.

Antécédents personnels : Pas de maladies antérieures. S'est mariée à 18 ans : a eu un enfant à terme à 19 ans.

Fausse couche à 23 ans. Menstruation régulière.

Le début de la maladie remonte à 5 ans. Après une chute dans un escalier, cette femme fut obligée de s'aliter, et ses époques qui devaient en ce moment apparaître, furent retardées de quelques jours : elle ressentit pendant ce temps de violentes douleurs dans le bas-ventre, douleurs qui ne cessèrent qu'à la sortie du sang.

Depuis ce jour, la menstruation a été assez irrégulière, les règles sont très abondantes, douloureuses et apparaissent quelquefois plusieurs fois dans le mois.

Depuis un mois environ, nous dit-elle, les douleurs sont con tinuelles et violentes, s'accompagnent de fièvre et de diarrhée, et l'appétit, qui avait été jusque-là conservé, a complètement disparu.

Le 24, examen : Décubitus dorsal, le rectum et la vessie ont été préalablement vidés.

Le ventre est très douloureux dans la région utérine, et la malade accuse aussi une légère douleur dans la région ovarienne gauche.

Emploi du chloroforme. Dans le vagin, qui est chaud et sensible, on constate une masse indurée du volume d'une orange, siégeant dans le cul-de-sac de Douglas et s'étendant environ jusqu'à la moitié supérieure du cul-de-sac latéral gauche. On ne peut y percevoir de fluctuation. L'utérus est immobile, très volumineux, en antéposition marquée. Le col est un peu hypertrophié : il est appliqué contre le pubis. On ne peut pénétrer dans la vessie qu'avec une sonde en gomme. Avec une sonde d'homme, on ne peut y pénétrer, et le bec se dirige du côté droit. Le toucher rectal permet de constater une tumeur pâteuse, non fluctuante, s'étendant assez haut.

Ponction vaginale faite le 25 mai, dans le cul-de-sac postérieur. Il s'écoule par la canule du trocart environ 200 gram. de pus jaunâtre, très épais, horriblement fétide. Incision au bistouri, l'utérus est ensuite légèrement attiré avec une pince de Museux. Le doigt introduit dans la cavité permet de constater des travées fibreuses qui cloisonnent la poche, dont les parois sont couvertes de bourgeons charnus et fongueux. On déchire quelques-unes de ces travées avec le doigt, une légère hémorrhagie se produit.

Lavage de la poche avec une solution de sublimé à 1/000. Gros drain plié en deux. Gaze iodoformée dans le vagin. Les jours suivants : lavages antiseptiques. Le 30 mai, la malade, qui s'affaiblissait de jour en jour, meurt.

Autopsie. — Utérus volumineux, entouré d'adhérences très épaisses. Dans le cul-de-sac de Douglas, on trouve un énorme abcès. La paroi inférieure de cet abcès, paroi qui est limitée par le cul-de-sac de Douglas, présente une surface assez nette, arrondie; la paroi supérieure, limitée par les anses intestinales adhérentes entre elles, présente une surface irrégulière, bosselée. Ces parois sont épaisses, fongueuses à l'intérieur, gris blanchâtre. A la coupe, elles sont résistantes, formées de tissu blanchâtre ayant l'apparence de tissu cicatriciel. Ce foyer, rempli de pus grumeleux, est traversé par d'épaisses travées fibreuses très résistantes, et quelques-unes de ces travées soutiennent de petits vaisseaux sanguins. Ce foyer purulent communique de plus avec un petit abcès identique situé dans le cul-de sac latéral gauche. Le péritoine et les anses intestinales sont injectés, et sur le péritoine on trouve une multitude de petits kystes séreux.

L'ovaire et la trompe paraissent sains. On ne constate aucune érosion, ni ulcérations. A la coupe, on remarque seulement une vascularisation intense.

L'utérus est très épais, lourd. La surface de section est pâle, et l'on y trouve des masses de tissu rougeâtre, pointillé de blanc.

La muqueuse est couverte d'ecchymoses de couleur violacée.

Les vaisseaux paraissent rétrécis, le col utérin est long, hypertrophié, ulcéré.

Dans ces cas qui nous intéressent, nous dit Delbet, on observe au début une sorte d'œdème se résorbant plus ou moins vite.

Les mailles du tissu conjonctif sont alors écartées, gorgées de liquide transparent formant plutôt une masse gélatineuse qu'un liquide [1].

A cette période, la suppuration n'est pas fatale.

La disparition prompte de ce liquide l'a fait comparer à l'œdème qu'on observe autour des fluxions dentaires.

---

[1] Ces masses gélatineuses enclavent l'utérus comme dans une coulée de matière plastique (Pozzi).

On louche la malade, et l'on trouve une tumeur dans le cul-de-sac postérieur ; quelques jours après tout a disparu.

Tout peut donc rentrer dans l'ordre, mais ce phlegmon ne guérit point sans laisser de traces : un tissu de cicatrice se forme qui n'est point sans importance pour l'avenir.

Témoin l'observation suivante.

OBSERVATION II.

(*Pavillon 4, n° 18.*)

A. M..., 26 ans, espagnole. Cette malade nous dit avoir présenté, il y a deux ans, les phénomènes suivants :

Après un bain froid pris pendant la période menstruelle, les règles s'arrêtèrent, des vomissements, des douleurs abdominales, de la fièvre, survinrent qui durèrent pendant plusieurs jours, puis tout se calma, et elle put reprendre ses occupations une vingtaine de jours après ce premier accident.

Pourtant les règles, qui étaient auparavant très régulières, devinrent irrégulières, abondantes et douloureuses pendant près d'un an: puis, sous une influence indéterminée, l'ordre revint: les douleurs cessèrent, les menstrues vinrent à époques fixes. Depuis deux mois seulement, les douleurs abdominales ont reparu et sont assez vives. Ici encore point de renseignements sur l'origine.

Examen : Le ventre est douloureux, surtout dans la région utérine, l'utérus est peu augmenté de volume. Le toucher vaginal permet de constater que le cul-de-sac postérieur est induré, non saillant, très douloureux, les autres culs-de-sac sont libres. La malade est endormie, placée dans la position de la taille, une valve de Sims est introduite dans le conduit vaginal et en abaisse fortement la paroi postérieure. Incision transversale du cul-de-sac postérieur. On tombe sur un tissu fibreux, dense, d'aspect cicatriciel. La malade est rapportée dans son lit. Les jours suivants, lavages antiseptiques : la malade sort complètement guérie quinze jours après l'opération.

Si nous analysons cette observation, nous voyons qu'elle se rapporte bien aux cas signalés par Delbet. Notre malade avait eu auparavant une forte poussée de pelvi-péritonite, du pus s'était probablement formé qui s'était résorbé lentement, et à la place s'était constitué un tissu de sclérose englobant les terminaisons nerveuses et les comprimant, d'où ces douleurs intenses.

Mais là n'est point la règle générale. Le phlegmon passe le plus ordinairement à la suppuration. Des poussées de pelvipéritonite se produisent, le péritoine s'épaissit et ne peut plus alors résorber cet épanchement. Des adhérences se forment qui enkystent l'épanchement et fixent l'utérus dans le bassin.

«Les masses gélatineuses changent alors d'aspect, deviennent opaques, blanchâtres, peu à peu les foyers purulents, d'abord isolés, se réunissent,et la cavité se trouve ainsi constituée avec ses parois et son contenu formé par du pus grumeleux, d'odeur infecte» (Delbet).

Cette cavité irrégulière, fongueuse est le plus souvent unique, quelquefois pourtant, comme dans notre première observation, on peut trouver deux ou trois abcès communiquant ou non entre eux.

L'utérus lui-même est le siège d'une inflammation chronique, et nous observons, en même temps que les symptômes de la périmétrite, ceux de la métrite chronique, symptômes qui prédominent parfois et feraient passer inaperçue l'inflammation périutérine, si l'on se contentait d'un examen superficiel. De plus, la sensibilité de la séreuse peut s'amender dans les moments d'atténuation de la maladie, en sorte que l'on n'est plus averti de la complication paramétritique que par la douleur provoquée par le contact direct.

A l'exploration, l'utérus est considérablement augmenté de volume, le plus souvent très sensible.

Essayons de le faire basculer en imprimant des mouvements au col, et nous provoquons une vive douleur. C'est là, on le sait, un signe de métrite auquel Gosselin attache beaucoup d'importance.

Dans le cas de complication paramétritique, cette manœuvre détermine une douleur intolérable, la malade perçoit la sensation d'une brûlure intense.

Ceci nous donne l'explication des souffrances qu'endurent ces femmes lorsqu'elles vont à la selle, lorsqu'elles s'asseyent sur une chaise, un peu brusquement. Le bol fécal remplace notre doigt et heurte le col en passant, de même lorsque notre malade s'assied, ce col long et volumineux vient s'appuyer sur la chaise par l'intermédiaire des tissus périnéaux, et ce léger traumatisme est cause de douleur.

Le col utérin fait donc ici office de *levier* et transmet à l'utérus le trauma qu'il subit.

L'explication de cette inflammation utérine est bien simple dans les cas où les malades rapportent la cause de leur affection à un accouchement, au coït, à la masturbation. Nous nous trouvons alors en présence d'un traumatisme qui a ouvert une porte d'entrée aux agents septiques.

Mais on est beaucoup plus embarrassé lorsque les malades accusent le refroidissement comme cause première de leur maladie.

Le froid n'agit guère ici comme trauma. Peut-être, comme le veut Delbet, cette action du froid a-t-elle déterminé la suspension des règles et la stagnation du sang : son altération dans le canal vaginal favorise-t-elle le développement des micro-organismes qui vont produire la métrite et le phlegmon ?

En résumé : nous observons de la métrite à la suite de la pénétration d'agents septiques dans l'utérus : cette métrite aiguë ou chronique d'emblée détermine l'inflammation du tissu cellulaire et du péritoine voisins par l'intermédiaire des lymphatiques qui «sont toujours enflammés dans ces cas» (Martineau). Les ovaires et les trompes peuvent ne point être siège d'inflammation.

Cette inflammation péri-utérine détermine la production de pus qui vient faire saillie dans le cul-de-sac vaginal postérieur.

Volumineux, ce phlegmon peut déterminer divers accidents :

Compression des uretères ou enserrement de ces canaux dans le tissu fibreux qui se développe autour de ces abcès : il peut y avoir urémie et mort consécutive.

S'il proémine du côté du rectum, on observe alors l'arrêt du cours des matières fécales : le calibre du rectum peut être aussi diminué, s'il est étranglé par du tissu fibreux.

La cavité vésicale pressée par l'utérus peut disparaître presque complètement, et la sonde se trouve alors arrêtée, comme dans l'observation que nous avons citée.

V.

Diagnostic.

Ne pouvant, dans ces affections, directement apprécier la lésion elle-même, on doit en juger par les symptômes.

On interrogera tout d'abord la femme au point de vue de son passé pelvien, et l'on notera que le début de l'affection a été brusque, suivi d'une série d'attaques douloureuses principalement aux époques menstruelles ; l'on recherchera ensuite dans le cul-de-sac postérieur une tumeur dure, chaude, de consistance ligneuse, s'étendant ou non dans le cul-de-sac latéral gauche.

Deux précautions doivent être prises avant l'examen.

Vider le rectum et la vessie. L'évacuation du rectum est une précaution qui rend le toucher rectal plus utile, car elle met à l'abri de grossières erreurs, comme celles qui consistent soit à prendre pour une tumeur l'S iliaque chargé de matières fécales, soit à.croire à un fibrome de la paroi, alors que l'on se trouve seulement en présence de scybales, soit enfin à penser tout simplement à une obstruction intestinale.

La vessie ne doit point de même contenir de liquide.

Admettous un instant que la vessie pleine d'urine soit tombée dans le cul-de-sac antérieur, qu'il y ait cystocèle en un mot; on pourrait alors se demander si l'on ne se trouve point en présence d'une tumeur kystique. La ponction ou l'incision serait dans un tel cas loin de donner le résultat attendu !

Ces préliminaires posés, arrivons à l'étude du diagnostic lui-même. Recherchons quelles sont les diverses affections que nous pourrions confondre avec ces suppurations rétro-utérines. Si nous les réunissons dans un même tableau, nous aurons :

Les *phlegmons du ligament large.*
L'*utérus gravide en rétroflexion.*
Les *fibro-myomes.*
Les *pyosalpinx.*
Le *prolapsus de l'ovaire.*
L'*hématocèle pelvienne.*

a. LE PHLEGMON DU LIGAMENT LARGE se déclare ordinairement quelques jours après un accouchement fait dans des conditions septiques : vers la fin du premier septénaire, suivant Pozzi. Frisson initial, abolition de l'appétit et du sommeil, sueurs profuses, fièvre à caractère rémittent, altération profonde des traits : telle est la symptomatologie.

Si l'on pratique le toucher vaginal, on sent, au début de l'affection, un empâtement général des culs-de-sac; quelques jours après, le pus s'est collecté, un calme relatif est survenu dans les accidents du début, et l'on sent que la tumeur s'est localisée dans un des culs-de-sac, le gauche le plus souvent. L'utérus est repoussé vers le côté sain, on le trouve le plus souvent en latéro-version. Quand l'infiltration purulente a gagné tout le tissu cellulaire de la base des ligaments larges, on a sur le doigt la sensation du « vagin de carton » (Pozzi).

Mais c'est surtout par le palper abdominal que le phlegmon du ligament large est accessible, et lorsque la tumeur est fort étendue on peut trouver le « plastron » au-dessus du triangle de Scarpa.

En résumé, il sera parfois fort difficile de pouvoir, au début, reconnaître un phlegmon rétro-utérin d'un phlegmon du ligament large. La marche et les principaux symptômes serviront à établir le jugement.

Dans le cas de phlegmon du ligament large, la tumeur siégera dans le cul-de-sac latéral, elle sera ovoïde, étendue transversalement de l'utérus à la paroi pelvienne. Le vagin sera chaud, souple, point trop douloureux, les culs-de-sac ne seront point déformés.

Au contraire, dans le cas de phlegmon rétro-utérin, la tumeur siégera dans le cul-de-sac postérieur, la douleur sera très vive.

b. Si l'on se croyait en présence d'un UTÉRUS GRAVIDE RÉTRO-FLÉCHI, on rechercherait s'il existe des signes de grossesse commençante : la tumeur dans le cul-de-sac postérieur serait dure, consistante, se continuant avec le col utérin, qui, situé sous le pubis serait fort difficile à atteindre [1].

L'hystéromètre lèverait les doutes ; on pourrait aussi assurer le diagnostic de rétroflexion utérine par la constatation de la crête médiane qui existe sur la face postérieure de cet organe (signe de Le Dentu).

c. LES FIBRO-MYOMES utérins peuvent donner lieu à un certain

---

[1] La vessie est distendue le plus souvent dans ces cas, et le liquide est retenu, le contraire se passe dans les cas d'hématocèles ou de phlegmons rétro-utérins, car l'utérus presse alors sur la vessie qui s'aplatit, sa cavité se trouve alors fort réduite.

nombre d'erreurs de diagnostic. Ils se présentent parfois, en effet, sous la forme de tumeurs arrondies, plus ou moins volumineuses, simulant fort bien un abcès.

Ici encore le cathétérisme sera d'une grande utilité : si on trouve le canal cervical irrégulier, déformé, l'utérus notablement agrandi, on pourra avec juste raison penser à un fibrome sous-péritonéal. Mais l'absence de ces signes n'est malheureusement point une preuve de l'absence d'un fibrome, et un des meilleurs signes en faveur du fibrome, quoiqu'il puisse faire défaut, est l'absence de douleur. Les fibromes douloureux sont rares, les phlegmons rétro-utérins sont, au contraire, toujours très douloureux.

d. LE PYO-SALPINX est très souvent double. La trompe dilatée se perçoit dans le cul-de-sac de Douglas et s'étend dans un cul-de-sac latéral comme l'abcès rétro-utérin. La tumeur est globuleuse, élastique ou fluctuante ; elle semble faire corps avec la face postérieure de l'utérus.

Mais lorsque cette salpingite est ancienne, qu'elle a contracté des adhérences avec les parties voisines, un noyau inflammatoire s'est formé autour, le tissu cellulaire est épaissi et le diagnostic est alors bien difficile, sinon impossible.

La marche de l'affection pourra, dans ces cas, seule nous guider : fièvre continue, douleur dans la région ovarienne atteinte.

e. L'OVAIRE DÉPLACÉ a une consistance élastique, est immobile. On le trouve dans le cul-de-sac de Douglas.

Son attouchement provoque une douleur syncopale.

f. L'HÉMATOCÈLE PELVIENNE est certainement une des affections qui prêtent le plus à la confusion avec un phlegmon rétro-utérin.

Le diagnostic différentiel est très souvent impossible, et ce

n'est que le trocart à la main que l'on peut affirmer la nature
de l'affection.

L'apparition est souvent précédée de troubles morbides du côté
des annexes, parfois pourtant cette apparition se fait brusquement,
la femme se portant très bien. La douleur est syncopale ; des
nausées, de la fièvre surviennent ensuite.

Au toucher, on sent une tumeur fluctuante, molle, siégeant
dans le cul-de-sac de Douglas, qui est le point le plus déclive du
bassin. Le col est difficilement accessible, aplati contre le pubis.
On observe de la rétention d'urine, des matières fécales.

Certains de ces signes peuvent manquer, et l'on ne peut savoir
si l'on est en présence d'une collection sanguine ou purulente.

En résumé : on étudiera d'abord la marche de l'affection.
Dans l'hématocèle le début est brusque, survient à l'occasion d'un
traumatisme, la fièvre apparaît quelques jours après ; dans le
phlegmon rétro-utérin le début est brusque, survient à l'occasion
du transport de germes pathogènes, mais on ne constate de fièvre
qu'à la fin même de l'affection. On recherchera ensuite la consistance de la tumeur, son siège, et le plus souvent ce ne sera que
par la ponction exploratrice que l'on pourra assurer son diagnostic.

Telles sont les principales affections que nous pourrions confondre avec les phlegmons rétro-utérins.

Dans certains cas, on se trouvera en présence de tissu fibreux,
cicatrice d'un abcès résorbé : ce tissu fibreux constitue une
tumeur dure, peu douloureuse. La ponction, dans ce cas, permettra
d'arriver au diagnostic et agira en même temps comme traitement.

En terminant, rappelons qu'il y a des cas où tissu cellulaire,
trompes et péritoine sont pris simultanément et qu'il y en a
d'autres où, bien que les lésions soient moins complexes anatomi-
quement, il est cependant fort difficile de les localiser.

VI.

Marche, Durée, Terminaison, Pronostic.

La marche de ces paramétrites et périmétrites est en général très lente. La malade peut vivre de longues années avec son affection, mais la mort arrive presque fatalement si l'on n'intervient point, soit que l'abcès s'ouvre dans le péritoine, le vagin, la vessie ou le rectum.

Dans le cas d'ouverture dans le péritoine, on a devant les yeux le tableau effrayant de la péritonite aiguë généralisée, et la mort arrive en peu de jours.

Dans les cas où l'abcès s'ouvre dans le vagin, la vessie ou le rectum, l'ouverture de cet abcès s'annonce par de vives douleurs syncopales, puis le calme survient, conséquence immédiate de l'écoulement du pus. Mais cette suppuration ne tarit point, la fistule ou les fistules ne sont point suffisantes pour laisser librement s'écouler le pus, et la patiente finit par succomber à cette interminable suppuration.

Le pronostic est donc très grave : c'est la mort à plus ou moins longue échéance.

On devra donc intervenir.

DEUXIÈME PARTIE

I.

Du Traitement.

On ne discute plus aujourd'hui, comme du temps de Bourdon, pour savoir si l'on doit ou non évacuer le pus dans ces cas de suppurations pelviennes. Il en est là comme dans toute autre région, et les partisans de l'expectation n'existent pour ainsi dire plus.

Mais, si tous les auteurs sont d'accord pour condamner l'attente de l'ouverture spontanée, les opinions diffèrent lorsqu'il s'agit de savoir à quel moment l'on doit ouvrir ces abcès pelviens.

Les uns, avec Bernutz, sont d'avis d'inciser hâtivement.

Les autres, avec Scanzoni, soutiennent qu'il ne faut point se hâter d'intervenir.

De bons arguments ont été donnés de chaque côté.

L'intervention hâtive serait une mauvaise méthode, car elle exposerait à faire de sérieux dégâts pour aller à la recherche de petits foyers ; d'autre part, l'intervention tardive pourrait être la cause de la formation d'immenses collections purulentes, dans les cas d'abcès à marche rapide : collections qui exposent à la septicémie.

S'inclinant devant ces arguments, certains ont dit qu'il ne fallait ouvrir une voie au pus que lorsque l'on avait la certitude de son existence.

Cette opinion a prévalu, quoique l'on ne puisse jamais affirmer que le pus existe; c'est donc une *certitude relative* que l'on demande.

Si une femme vient vous trouver avec de la fièvre, des dou·
leurs lancinantes et que vous reconnaissiez dans le cul-de sac de
Douglas une tumeur chaude, douloureuse, vous diagnostiquerez
de la purulence.

Eh bien ! pourtant vous pourrez vous tromper et ne rien trouver à l'incision, qui, dans ce cas particulier, aura été faite hâtivement. La malade ne s'en portera point plus mal pour cela, bien
au contraire : le débridement hâtif l'aura soulagée, et peut-être
verrez-vous l'abcès en formation rétrocéder. Cela se comprend,
car le tissu cellulaire péri-utérin est doué des mêmes propriétés
que le tissu cellulaire de toute autre région du corps, et l'on sait
que le débridement prématuré fait merveille dans tous les abcès.

Si, dans le cas de phlegmon rétro-utérin l'on agit prudemment,
l'incision hâtive sera donc une excellente méthode.

En résumé : Intervention chirurgicale. Mais l'incision vaginale dont nous venons de dire un mot, opération faite pour la
première fois par Callisen suivant les uns, par Paul d'Egine
suivant les autres, remise en honneur par Récamier, paraît
aujourd'hui tombée dans un grand discrédit, et c'est à peine si
quelques-uns veulent bien lui accorder encore quelques faveurs !
«Cette opération, nous dit Delbet, restera toujours très limitée».

Ainsi donc, qu'il s'agisse d'indiquer le point de départ de ces
abcès pelviens ou qu'il s'agisse d'indiquer la meilleure méthode
opératoire qu'il convient d'employer, nous retrouvons l'exclusivisme.

On paraît presque ne point se souvenir qu'une même opération ne peut être applicable à tous les cas. Chacun a sa théorie,
sa méthode opératoire applicable sinon à toutes, du moins à
presque toutes les formes d'affections.

Pichevin, rapporteur au Congrès de Bruxelles, en 1890,
l'avait fort bien fait remarquer : « Il y avait dans ce Congrès,

dit-il, quatre classes de médecins. Les uns, vieux docteurs, s'en tenaient aux injections et aux cataplasmes; d'autres, plus jeunes, mais ayant reçu la même éducation scientifique, admettaient pourtant une gynécologie chirurgicale spéciale. Les deux autres classes étaient formées par les « laparotomistes » d'une part, les « hystérectomistes » de l'autre.

A quoi tient un tel exclusivisme et pour quelles raisons a-t-on rejeté presque complètement une opération aussi facile, aussi bénigne que l'incision vaginale et qui de plus donnait de si remarquables résultats?

C'est, nous dit Goullioud, qu'il est difficile :

1° de préciser les cas dans lesquels on doit intervenir ;

2° qu'on abandonne les poches tubaires et les annexes et qu'il est impossible d'obtenir une guérison complète.

Nous préciserons plus loin les cas dans lesquels on doit donner le pas à l'incision vaginale.

Quant à la deuxième objection, elle laisse supposer que toute collection pelvienne est due à une lésion des trompes et des ovaires ; or nous venons de montrer qu'il existe des cas nombreux dans lesquels le tissu cellulaire et le péritoine sont les seuls facteurs de l'inflammation.

Pourtant, admettons un moment que nous venons de plonger notre bistouri dans un pyo-salpinx, qui faisait saillie dans le vagin.

Pour quelles raisons n'obtiendrait-on point la guérison par ce procédé, quand on l'obtient par la laparotomie « alors même que l'on n'a pu enlever tous les annexes ? »

Cette objection nous permet en outre de faire remarquer que l'on établit un parallèle entre la ponction ou l'incision vaginale et la laparotomie : parallèle qui raisonnablement ne peut exister !

La chirurgie a fait dans ces dernières années de si remarquables progrès que vraisemblablement on se laisse aveugler par ces grandes et belles opérations : mais si un chirurgien ne s'attarde guère aux petits moyens et que pour lui l'opération la plus radicale soit l'opération de choix, le gynécologue ne peut faire de même et le suivre dans cette voie.

Il doit se souvenir, en effet, que si les annexes utérines ne sont point indispensables à la vie de la femme elles le sont à la vie de l'espèce.

Aussi essayera-t-il tous ces petits moyens, parmi lesquels nous rangeons la ponction et l'incision vaginale, avant de se décider à sacrifier des organes aussi importants et à faire d'aussi grands délabrements sans nécessité absolue.

Il nous reste maintenant à exposer les diverses méthodes, et pour plus de clarté nous adopterons la division de Delbet en abcès non directement abordables ou qui ne sont en contact avec aucune des parois de l'enceinte pelvienne, et en abcès directement abordables.

1° ABCÈS NON DIRECTEMENT ABORDABLES. — On a proposé de les atteindre par :

La *voie vaginale* ;
— *sacrée* :
— *para-péritonéale* ;
La *laparotomie abdominale* ;
L'*hystérectomie.*

a. VOIE VAGINALE. — On chemine entre l'utérus et la vessie, ou sur les côtés ou entre l'utérus et le rectum.

Cette méthode doit être complètement rejetée dans ces cas, car, l'abcès siégeant ordinairement très haut, on s'expose à ouvrir le péritoine.

b. VOIE SACRÉE. — On ouvre l'espace sacro-sciatique, puis on agrandit l'espace ainsi créé en réséquant une portion du sacrum. Une fois la brèche faite, on peut agir sur les tissus sous-péritonéaux sans ouvrir le péritoine.

Cette méthode ne paraît indiquée que dans les cas de phlegmons ayant une tendance à sortir du bassin par l'échancrure sciatique ou dans les cas d'abcès pelviens topographiquement en rapport avec l'échancrure sciatique.

c. Voie péritonéale. — Cette opération a été faite peu souvent, car le décollement du péritoine se fait très difficilement, le tissu cellulaire sous-péritonéal étant épaissi et infiltré autour de ces abcès.

d. Laparotomie abdominale. — Faite, pour la première fois, par Lawson-Tait, en 1872, pour enlever des annexes malades, cette opération a joui depuis d'une grande réputation.

Si elle est indiquée dans le cas de tumeurs, etc., elle est aussi indiquée dans certaines formes de phlegmasies péri-utérines.

e. Hystérectomie vaginale. — Péan, en 1890, fit connaître à l'Académie une nouvelle méthode de traitement des phlegmasies péri-utérines. C'était la castration utérine suivie ou non de l'extirpation des annexes.

Voici en quoi consiste son opération : Après avoir circulairement incisé la muqueuse, on libère le col aussi haut que possible, puis on saisit dans une pince la portion des ligaments larges correspondant au segment utérin rendu accessible, et on divise alors ce dernier en deux portions qu'on excise successivement. On répète la même manœuvre sur la portion restante du corps, jusqu'à extirpation totale.

Le morcellement s'obtient en incisant progressivement l'utérus sur ses parties latérales, après décollement des faces et application préalable de pinces en étages sur les ligaments larges.

Le but de ce morcellement est de rendre l'utérus mobilisable.

Quénu a reconnu qu'il y avait un moyen plus simple de faire descendre l'utérus, qui était de l'inciser sur la ligne médiane.

Cette opération, suivant Péan, Second, etc., donne des guérisons plus complètes que la laparotomie, permet d'éviter une cicatrice abdominale et expose moins aux fistulations consécutives.

Néanmoins, malgré les statistiques réunies de Doyen, Richelot, Second, etc., statistiques qui portent à 25 le nombre des décès dans 328 hystérectomies, soit 7,6 °/₀; cette opération n'en est pas moins grave, et, comme le dit malicieusement Pichevin : « Il faut admettre ces statistiques, les saluer, car on ne les reverra peut-être jamais ! ».

En effet, l'hystérectomie est une opération brutale, aveugle, aléatoire, car l'on est à la discrétion d'une pince qui peut lâcher prise.

On obtient des résultats meilleurs avec la laparotomie.

En résumé, nous dirons que, à l'heure actuelle, l'hystérectomie et la laparotomie sont les seules méthodes employées, les autres précitées étant rarement utilisées.

Nous emploierons l'hystérectomie dans les cas de suppurations larges, diffuses, éparpillées dans des loges multiples, l'utérus étant alors entouré « d'une éponge purulente », de plus nous l'admettrons dans les inflammations des annexes avec pelvi-péritonites à répétitions, fistules purulentes, etc.

La laparotomie est supérieure dans les autres cas, alors même qu'on a des salpingites doubles.

2° ABCÈS DIRECTEMENT ABORDABLES. — Nous arrivons maintenant aux formes de suppurations pelviennes qui sont l'objet de ce travail.

Ces abcès, qui proéminent dans le vagin, dans le cul-de-sac de Douglas principalement, peuvent être traités par plusieurs moyens, qui sont :

> *Le drainage abdomino-vaginal.*
> *L'incision par le rectum.*
> *La ponction.*
> *L'incision vaginale.*

a. Le DRAINAGE ABDOMINO-VAGINAL, préconisé par Gillette en 1878, est peu fréquemment employé.

On ne doit y avoir recours que dans le cas où, après une incision abdominale, l'abcès, descendant trop bas dans le petit bassin, n'est séparé du vagin que par une mince couche de tissu et ne peut se vider sans cette contre-ouverture.

L'incision abdominale se fera dans les régions hypogastrique, iliaque ou inguinale, suivant que l'abcès apparaîtra derrière la branche horizontale du pubis, au-dessus du ligament de Fallope ou dans la région de la grande lèvre.

b. L'INCISION PAR LE RECTUM comporte :

1° La dilatation large de l'anus ;

2° L'ouverture et le curage de l'abcès.

Cette méthode doit être absolument rejetée, à cause du danger de l'infection par les matières fécales.

Tout autres sont la PONCTION et l'INCISION : procédés fort souvent indiqués, dont nous décrirons le manuel opératoire.

Nous rejetons la ponction simple, qui est insuffisante, et nous nous occuperons seulement de la ponction et de l'incision, suivies de drainage.

II.

De la ponction et de l'incision vaginales.

Nous venons de voir dans les Chapitres précédents qu'en dehors des abcès aigus, suites de couches ou autres, qui parfois se frayent une voie vers le rectum, le vagin ou la vessie, il existe dans le bassin des collections de sérosité, de sang, de pus qui passent le plus souvent inaperçues et sont complètement abandonnées à elles-mêmes. Ces épanchements latents, sans fièvre, qui n'ont aucune tendance à s'ouvrir spontanément et dont l'existence reste très longtemps ignorée, sont pourtant justiciables d'un traitement chirurgical.

Nous avons rapidement passé en revue les diverses opérations proposées : restent la ponction et l'incision vaginales que nous allons décrire.

La veille, on donnera un purgatif, et le matin même de l'opération une série de lavements, jusqu'à ce que l'eau soit rendue propre.

Apportée sur la table d'opération, la malade est chloroformée.

Décubitus dorsal, les genoux pliés sur les cuisses, les cuisses fortement ramenées vers l'abdomen par deux aides, le siège au bord de la table.

Le vagin est soigneusement désinfecté au moyen d'un lavage antiseptique, et une valve de Sims maintient la cloison recto-vaginale. Ce premier temps est très important, car, si le vagin est grand, les parois mobiles, on peut, en appuyant la valve avec trop de pression, trop en avant ou trop en arrière, ne plus trouver la saillie que l'on veut ponctionner.

Le spéculum placé est donné à un aide qui le tient ferme. Avec une pince de Museux on saisit alors la lèvre supérieure du col utérin, et l'on fixe ainsi la matrice. Cette pince est donnée à un aide. Ici encore, point de tractions, point de mouvements qui puissent faire changer les rapports de la tumeur.

Le champ opératoire ainsi solidement fixé et bien éclairé, avec le doigt on cherche le point le plus saillant de la tumeur, et l'on reconnaît la présence ou l'absence de battements artériels.

Tels sont les premiers temps de l'opération, premiers temps qui seront les mêmes soit que l'on ait recours à la ponction vaginale, soit que l'on ait recours à l'incision.

Si l'on veut ponctionner, la meilleure méthode sera assurément celle de Laroyenne. La ponction exploratrice ne saurait être de mise à cause de l'induration de la poche, qui constitue un obstacle insurmontable à l'introduction d'un trocart capillaire, la ponction avec le trocart suivie ou non de l'introduction d'une sonde à demeure serait bien souvent insuffisante.

On devra donc employer la méthode de Laroyenne. Voici en quoi elle consiste : «Pour pratiquer la ponction, dit-il, je me sers d'un trocart spécial, du diamètre de celui à hydrocèle, ayant la courbure et la longueur de l'hystéromètre. La canule est fendue à son extrémité dans la moitié de sa longueur, pour pouvoir remplir l'office d'une sonde cannelée. Le trocart aminci en forme de lame dans la partie correspondante à la fente de la sonde, a une flexibilité qui lui permet après avoir traversé la portion rectiligne de la canule, de s'incurver pour pouvoir franchir son extrémité légèrement recourbée. La ponction, que l'on exécute par des mouvements de pression et de rotation, une fois achevée et la présence de liquide bien constatée, on introduit dans la cannelure directrice du trocart, qui a été laissé en place, un lithotome qui chemine aisément jusque dans la cavité pathologique. On évite ainsi tout tâtonnement pour retrouver l'ouverture et le canal qui conduisent à l'épanchement. Le lithotome est retiré en divisant les tissus dans une ouverture compatible avec l'introduction d'un ou deux doigts. »

Goullioud, dans un mémoire présenté, en 1889, au Congrès français de chirurgie, a fort bien analysé cette méthode et démontré l'avantage du trocart courbe, qui permet à l'instrument, après avoir traversé la muqueuse vaginale en arrière du col, de revenir suffisamment en avant : « le métrotome introduit, ajoute-t-il, le débridement doit porter sur la coque de l'abcès et sur la muqueuse vaginale».

Pour nous, sans contester la valeur du procédé de Laroyenne, nous croyons cependant qu'il faut donner le pas à l'incision vaginale simple, c'est-à-dire sans ponction préalable.

Grâce aux progrès incessants de l'antisepsie et de l'asepsie, on opère aujourd'hui à ciel ouvert. On veut savoir ce que l'on fait et où l'on va.

La ponction est loin de combler ce désideratum. Elle est aveugle, et si l'ouverture de la cavité péritonéale, la lésion de la vessie, des uretères ou de l'intestin grêle sont rares, il n'en est point de même des lésions du rectum qui, sans être très fréquentes, se comptent pourtant !

On devra donc le plus possible pratiquer le simple débridement vaginal, et voici comment l'on s'y prendra : après avoir introduit une valve de Sims et fixé le col utérin au moyen d'une pince de Museux, on recherchera le point le plus dépressible et le plus saillant de la tumeur. Cela fait, on s'armera d'une longue pince à dents de souris et d'un bistouri droit à hystérectomie, et l'on disséquera couche par couche, suivant une incision transversale, jusqu'à ce que l'on soit arrivé sur la cavité purulente.

Nous venons de dire qu'il faudra disséquer suivant une incision transversale: ceci nous conduit à nous demander si cette incision doit toujours être transversale, soit que l'on ait affaire à une tumeur siégeant dans le cul-de-sac postérieur, soit qu'elle siège dans les culs-de-sac latéraux ou antérieur.

Edmond Blanc, dans sa thèse inaugurale, a fait avec des données anatomiques fournies par M. Jaboulay, professeur agrégé d'anatomie, une étude de tous ces culs-de-sac vaginaux et de la direction à donner au débridement.

La région dangereuse, dit-il, est à la partie antérieure des culs-de-sac latéraux de chaque côté du col, on rencontre là les artères utérines croisant les uretères.

Le débridement, s'il veut donner une sécurité absolue, devra être transversal, dirigé de droite à gauche dans les collections du cul-de-sac postérieur. Dans ce sens, le champ opératoire est vaste, il mesure 10 centimètres et a pour limites latérales les limites latérales internes de cette partie du péritoine pelvien en dehors duquel cheminent les uretères, en haut et plus bas les branches hémorrhoïdales moyennes des vaisseaux hypogastriques : on se tient alors en arrière d'une ligne passant par le col et en arrière de l'artère utérine.

Pour le cul-de-sac antérieur, il faudra encore débrider transversalement pour éviter de léser la vessie.

Quant aux tumeurs latérales, l'observation clinique, dit Blanc, nous montre que c'est par le cul-de-sac postérieur qu'il faut encore les attaquer, car c'est là qu'elles proéminent, les trois quarts de la masse se développant en arrière d'une ligne passant par le col : si on voulait ponctionner ou inciser sur le côté du cul-de-sac postérieur, il faudrait alors donner à l'instrument une légère obliquité en arrière et en dehors pour éviter la zone dangereuse, de plus, si l'on sentait battre une artère, il faudrait ponctionner ou débrider derrière elle.

L'incision faite, par de légères tractions sur le col utérin au moyen de la pince de Museux, on fait descendre l'utérus, et avec le doigt on explore directement la cavité ouverte.

Les parois sont fongueuses, pourvues de tractus fibreux que l'on déchire avec le doigt : on pourra en achever la destruction au moyen d'un tampon imbibé d'une solution de chlorure de zinc à 10 %, porté au bout d'une pince longue à arrêt.

On fera ensuite un lavage antiseptique en dirigeant le jet sous faible pression, vers la partie antérieure de la cavité, et l'on placera un drain volumineux soit en croix, soit plié en deux, de façon à empêcher la rétraction de l'ouverture.

Delbet recommande de dilater l'incision avec les doigts ou avec des pinces, car, dit-il, ces incisions se rétractent très vite et très fort ; les parois du vagin, étant très musculeuses, étranglent le drain.

Fritsch (de Breslau), pour éviter cette rétraction précipitée, suture la poche à la paroi vaginale et, de cette façon, prévient en même temps l'hémorrhagie.

Nous n'avons jamais eu recours à ces procédés. Quand le débridement est large et que l'on a mis un drain volumineux qui, plié en deux, tend à revenir sur lui-même, l'incision ne se rétracte point.

Le *grattage et le curettage* de la poche proposés par Byford, en 1883, doivent être proscrits. Ils ne seraient utiles que dans les vieux phlegmons, où les parois sont épaisses et résistantes : ces parois reviennent alors difficilement sur elles-mêmes, et cela peut donner lieu à des fistulations consécutives qu'un curettage fera disparaître.

Du curettage utérin et de l'amputation du col. — En même temps que la phlegmasie péri-utérine, nous constatons toujours de la métrite chronique accompagnée ou non d'allongement hypertrophique du col. Nous devons donc soigner l'organe utérin malade, et nous demander alors si nous aurons recours au curettage ou au bâtonnage. Le traitement de la métrite chronique par le crayon de chlorure de zinc constitue un procédé d'une certaine valeur, car l'opération est d'une grande simplicité et ne présente point de dangers par elle-même.

Pourtant, comme l'a démontré notre camarade et ami, le Dr Planta, dans sa Thèse inaugurale, cette opération entraîne souvent la stérilité; aussi devrons-nous la rejeter complètement; si, malgré cela, la malade s'opposait au curettage, on n'emploierait le bâtonnage que dans les cas de métrite avec peu d'agrandissement de la cavité utérine. Dans le cas contraire, le crayon, se perdant dans la cavité énormément agrandie, déterminerait une eschare dans le point le plus déclive.

Le curettage s'impose donc et, pour le faire, nous dilatons le col en une seule séance avec le dilatateur utérin, le champ opératoire est ensuite continuellement arrosé pendant l'opération.

Quant à l'amputation du col que nous avons vu faire dans les cas d'allongement hypertrophique, nous n'avons point d'autres procédés à décrire que ceux employés couramment.

On voit ordinairement, après ce curettage et cette amputation, l'utérus diminuer de volume. Cette diminution est-elle due à une action réflexe vaso-motrice et trophique amenée par le trauma, ou à une métamorphose graisseuse, comme le veut Braun, il n'est point de notre compétence de trancher question aussi délicate.

Nous pouvons seulement ajouter que, à l'une ou à l'autre de ces actions, se joint la décongestion produite par la perte sanguine et le repos de l'organe. Nous ne conseillons, du reste, l'amputation du col, que pour supprimer ce *levier cervical* qui empêcherait le repos de l'organe utérin.

DES INDICATIONS. — Nous aurons recours au débridement vaginal — incision vaginale simple ou méthode de Laroyenne — toutes les fois que ce procédé paraîtra devoir nous donner quelques résultats.

Cette opération étant absolument bénigne, si l'on n'obtient point de résultat net, on sera toujours à temps de procéder à plus grave opération : aussi comprenons-nous fort peu l'engouement général pour l'ouverture systématique des abcès pelviens par la laparotomie directe ou la laparotomie sous-péritonéale : méthodes bien inférieures au débridement vaginal.

Nous dirons donc qu'on devra avoir recours à l'incision vaginale dans les collections diverses du petit bassin : Epanchements séreux ou purulents du cul-de-sac de Douglas, abcès paramétritiques, dilatation tubaire. Pozzi lui-même, quoique considérant la ponction comme plus dangereuse que la laparotomie exploratrice, est d'avis qu'elle suffit dans les cas de petites salpingites suppurées qui prolabent dans le cul-de-sac postérieur. Nous pourrons de même avoir recours, à l'instar de Bouilly, à l'incision vaginale, dans les cas mauvais où l'on peut croire que la malade succomberait si l'on faisait plus grave opération.

Enfin Routier a fait plusieurs ouvertures par la voie vaginale au bistouri seulement, et il compare cette méthode à la laparotomie comme exploratrice : car, dit-il, quand on a l'habitude de la chirurgie du petit bassin, on peut avec le doigt reconnaître la lésion des organes à travers cette boutonnière.

Il conclut en disant qu'il ne faut jamais faire l'hystérectomie sans avoir au préalable pratiqué l'exploration par la boutonnière rétro-utérine.

Nous nous rangerons volontiers à cette idée, tout en reconnaissant qu'il faut une grande habitude de la chirurgie du petit bassin pour pouvoir à travers une telle boutonnière sentir et reconnaître les lésions des divers organes qui y sont contenus.

Les indications du débridement vaginal étant données, il nous reste à nous demander à quel moment nous devrons faire l'amputation du col utérin dans les cas d'hypertrophie.

Pozzi pose en principe qu'une inflammation périmétrique aiguë est une contre-indication formelle, et qu'on peut la faire malgré l'existence d'une périmétrite ancienne, mais à condition de se tenir sur ses gardes, car l'opération peut réveiller l'inflammation.

Pour nous, nous conseillons l'incision vaginale et l'amputation du col à un mois de distance. A ce moment, on n'a guère à craindre l'infection, car la cavité donne fort peu de pus, et du reste de fréquents lavages et un tampon de gaze iodoformée autour du moignon cervical empêcheront toute complication.

ACCIDENTS. — Les accidents ou complications sont ceux de toute opération chirurgicale. Si l'antisepsie n'est point rigoureusement observée, on peut avoir toute la série des accidents septiques. On peut de plus blesser les artères, les uretères, la vessie, le rectum et le péritoine.

Si l'on se trouvait en présence d'une hémorrhagie, on appliquerait des pinces à forci-pressure ou l'on aurait recours à l'ingénieux procédé de Laroyenne : on prendrait une éponge fine, et l'on en introduirait la moitié dans la cavité, l'autre moitié faisant saillie dans le vagin; l'éponge serait ainsi à cheval sur l'ouverture. Au contact du sang, elle s'imbibe, se gonfle, s'étrangle sur l'incision et obture ainsi complètement l'orifice.

Blanc range les ponctions *blanches* parmi les complications : nous n'avons point la même manière de voir. En effet, si l'on se reporte à l'observation IX, on verra que l'on se trouve en présence d'une femme qui, quoique n'ayant point de pus, souffrait beaucoup. L'incision faite agit favorablement, grâce au débridement des tissus congestionnés.

III.

Traitement consécutif.

La malade rapportée dans son lit n'est pansée que le deuxième ou troisième jour de l'opération. Dans les cas habituels, collections peu vastes et à parois assez souples, un tamponnement à la gaze iodoformée ou mieux une grosse mèche de gaze suffisent pour assurer le drainage de la cavité et maintenir la béance ; mais, dans les vastes collections à parois rigides et peu rétractiles, ce traitement ne suffit point. On doit alors avoir recours aux injections antiseptiques.

Ces lavages devront être faits sans force, sous faible pression, et l'on devra toujours diriger la canule vers la paroi inférieure de la cavité. On a remarqué, en effet, que la paroi vaginale de l'abcès, paroi formée par le péritoine pariétal, est très épaisse, tandis que le dôme formé par des adhérences est le point faible.

Ainsi donc, en résumé, ces pansements consisteront en :

1° *Lavage du vagin* ;

2° *Enlèvement du drain ou de la mèche et lavage de la poche* ;

3° *Placement d'un autre drain ou d'une autre mèche, lavage et tampon de gaze dans le vagin.*

Il sera nécessaire, pendant toute la durée du traitement, d'entretenir la liberté du ventre et d'empêcher toute douleur au moyen de lavements laudanisés. On s'assurera de plus que la miction se fait régulièrement ; dans le cas contraire on sonderait la malade.

Dans les cas d'abcès volumineux, de véritables salpingites, il faudra tous les cinq ou six jours cautériser les bourgeons charnus qui se forment souvent très vite, et peuvent présenter un grave inconvénient s'ils partent des bords de l'ouverture, car ils l'obturent et amènent ainsi des accidents de rétention. On devra donc surveiller attentivement cette plaie cavitaire, et l'on se rappelera qu'elle est soumise à toutes les règles des plaies semblables en chirurgie générale : c'est à dire qu'elle doit être drainée, lavée, quelquefois même débridée de nouveau.

Laroyenne et Blanc ne sont point partisans des cautérisations. Blanc rapporte dans sa thèse l'observation d'une femme qui eut une poussée de péritonite après une injection irritante dans la plaie cavitaire. Nous n'avons jamais observé d'accidents semblables dans les nombreuses cautérisations que nous avons vu pratiquer, et du reste le Dr Boissarie, de Sarlat, rapporte le cas de deux malades à qui il fit des injections iodées dans la cavité de l'abcès, sans aucune conséquence.

La durée du traitement est essentiellement variable. Dans les cas habituels il suffit en moyenne de vingt jours à un mois pour obtenir la réduction de la poche à un très court trajet ou même à la cicatrisation complète. Dans les cas graves où la collection est très vaste, on ne peut guère fixer la durée, mais il faut au moins deux mois pour obtenir une guérison presque complète. Du reste, à tout cela il faut ajouter l'état général de la malade qui influe sur la durée du traitement.

Les complications sont absolument nulles, si l'on a soin de faire de l'antisepsie rigoureuse.

RÉSULTAT IMMÉDIAT. — Le résultat immédiatement obtenu par le débridement vaginal est un soulagement énorme que ressent la malade. C'est un soulagement de débridement identique à celui qui suit l'incision d'un panaris ou d'un furoncle. Puis peu à peu, l'appétit renaît, le faciès se colore, la malade reprend de l'embonpoint. Les règles se régularisent, deviennent moins abondantes et de moins en moins douloureuses.

Mais la convalescence est longue, et souvent plusieurs mois sont nécessaires au complet rétablissement de toutes les fonctions. C'est alors qu'on doit aider la nature et relever les forces par des amers, des toniques, une nourriture substantielle.

Il est assez fréquent de voir l'affection ancienne récidiver : on devra tâcher d'empêcher ce retour plus ou moins éloigné en faisant suivre à la femme une hygiène raisonnée. C'est ainsi qu'on lui défendra tous les travaux qui congestionnent le petit bassin, elle devra éviter les refroidissements et porter une ceinture abdominale en flanelle; de plus, la constipation sera réprimée, et deux fois par jour elle prendra des douches vaginales très chaudes.

CONCLUSIONS.

I. Les paramétrites et périmétrites marchent toujours de pair et sont le plus souvent, sinon toujours, liées à une inflammation utérine, le transport des germes s'étant fait par voie lymphatique directe.

II. Elles sont une affection de la vie génitale de la femme. Le début en est brusque, la marche lente, chronique, apyrétique ; la douleur est constante.

III. Ces inflammations siègent le plus souvent dans le cul-de-sac de Douglas et constituent alors le phlegmon rétro-utérin. On a sur le doigt la sensation d'une tumeur dure, de consistance ligneuse, on ne peut y percevoir de fluctuation. Il y a toujours métrite concomitante avec ou sans allongement hypertrophique du col.

IV. Ces abcès, formés d'abord par des foyers isolés qui se réunissent, ont une cavité irrégulière, anfractueuse, fongueuse. Il peut y avoir plusieurs cavités communiquant ou non entre elles.

V. Pour en faire le diagnostic, on devra d'abord interroger la malade au point de vue de son passé pelvien, et rechercher ensuite les phénomènes qu'elle éprouve depuis le début de son affection; cela fait, on procédera à un examen minutieux. On se souviendra que le diagnostic est parfois très difficile, parfois même impossible. et ce n'est alors que l'existence ou la non-existence du pus qu'on devra rechercher.

La ponction exploratrice est indiquée dans ces cas.

VI. Ces suppurations ont été l'objet de divers traitements : la laparotomie et l'hystérectomie, qui sont aujourd'hui préconisées par tous, doivent être employées pour les cas graves.

La ponction et l'incision vaginales sont seules indiquées ici.

De plus, dans les cas où avec la métrite on observe de l'allon-gement hypertrophique du col, avec le curettage on fera l'amputation de ce col.

Ponction et incision seront encore indiquées dans les cas d'hématocèles, salpingites.

VII. Le traitement consécutif sera d'autant plus long que le phlegmon aura été plus volumineux. On devra défendre à sa malade tous les travaux qui congestionnent le bassin.

OBSERVATION III.

(Pavillon 4, n° 6.)

Galvez, Francisca, 22 ans. Fille publique. Espagnole.

En Algérie depuis six mois. N'a jamais été malade étant jeune. Père mort poitrinaire. Mère bien portante.

A eu la syphilis et était soignée naguère pour un chancre mou. Souffre depuis cinq mois de douleurs abdominales assez vives.

Examen : Le palper abdominal permet de reconnaître l'existence d'une tumeur s'étendant jusqu'à l'ombilic, cette tumeur est formée par la vessie pleine d'urine.

En pratiquant le toucher vaginal on sent que le col utérin est volumineux, aplati contre le pubis. Dans le cul-de-sac postérieur et assez profondément, on trouve une tumeur volumineuse, dure, ayant la forme d'un arc de cercle, cette tumeur n'est point dépressible. Dans le cul-de-sac antérieur complètement effacé, on sent un corps volumineux qui est l'utérus. Une sonde de femme ne peut entrer dans l'urèthre, et l'on est obligé de recourir à une sonde d'homme qui pénètre assez facilement avec la convexité tournée vers le bas. La sonde fait reconnaître que la vessie est comprimée par l'utérus et qu'elle s'étend jusqu'à l'ombilic.

Le 27 février 1891 : Opération. Au préalable, on a fait un lavage de la vessie et du vagin. Une valve de Sims est introduite dans le vagin et en abaisse fortement la paroi postérieure. Ponction et incision donnant issue à un litre de pus grumeleux, fétide. Drainage avec de la gaze iodoformée. Le soir de l'opération, dix pilules de quinine opiacée. La malade va bien.

Le 1er mars : la malade est endormie de nouveau. Lavage de la cavité. Gros drain. Elle commence à uriner seule le soir.

4. Le drain est enlevé, la cavité purulente lavée. L'utérus revient à sa place normale.

16. On enlève le drain, la cavité est presque complètement revenue sur elle-même et la malade sort.

Revue et examinée depuis, cette femme est complètement guérie.

OBSERVATION IV.

(Pavillon 4, n° 9.)

C. P..., 33 ans. Couturière, née à Paris.

En Algérie depuis dix-sept ans. A 20 ans était sujette aux crampes d'estomac et absorbait beaucoup d'éther. A eu, il y a cinq ans, une métrorrhagie. Était bien réglée et peu. Ne peut nous dire depuis combien de temps elle souffre. Douleurs en allant à la selle. Miction difficile.

Examen : Utérus assez volumineux, douloureux. Col aplati contre le pubis. Dans le cul-de-sac postérieur, on sent une tumeur assez volumineuse, dépressible. Le vagin est sensible.

Le 19 mars 1891, ponction et incision qui donnent issue à un liquide clair et filant (environ 500 gram.). Introduction dans la cavité kystique d'une sonde à double courant et lavage antiseptique. Gros drain et tampon de gaze iodoformée dans le vagin.

La malade ne peut uriner seule les jours suivants, et l'on est obligé de recourir à la sonde d'homme.

24. La malade se plaint de douleurs assez vives, on l'apporte alors sur la table d'opération. Le drain est enlevé, une petite quantité de pus s'écoule. On agrandit alors l'incision, ce qui permet l'écoulement d'une assez grande quantité de pus en grumeaux. Le drain est remis. Tous les jours, lavages par le drain.

Le 8 avril, la poche est complètement revenue sur elle-même, on enlève le drain.

12. Il reste encore une fistulette donnant issue à un peu de pus. L'état général est assez mauvais. Peu à peu cependant, l'état s'améliore, la malade peut se lever, et elle sort le 15 mai complètement guérie. Depuis ce temps, elle n'a rien présenté de particulier.

OBSERVATION V.

(Pavillon 4, n° 15.)

V F..., 32 ans, espagnole, femme de ménage, entre à l'hôpital
le 6 juin 1892. Pas d'antécédents morbides. A eu deux enfants ; le
dernier, il y a quatre ans. Suites simples.

Il y a deux ans, affection utérine traitée par les cautérisations.
Depuis cette époque, cette malade, jusque-là bien réglée, a vu ses
périodes menstruelles venir irrégulièrement, très abondantes et un
peu douloureuses.

Il y a environ cinq mois que la maladie s'est accrue, les pertes
sont devenues plus douloureuses. Appétit nul, amaigrissement
prononcé, aspect terreux, peau sèche, langue rouge, yeux excavés.
Fièvre intense.

On constate, à l'examen, que l'utérus est volumineux, douloureux,
fixé en arrière. Le col est long, granuleux, hypertrophié, très
sensible, aplati contre le pubis. Leucorrhée.

Dans le cul-de-sac postérieur, on sent une énorme tumeur,
consistante, chaude, très douloureuse. Cette tumeur s'étend au
cul-de-sac latéral gauche. Par le toucher rectal, on n'arrive point
à la limiter en haut.

Le 8 juin, incision et dissection de la poche qui donne issue à
près d'un litre de pus fétide jaune verdâtre, strié de sang. Lavage
de la poche. Gros drain. Deux fois par jour, lavages de la poche,
et tous les quatre jours cautérisation de la cavité avec une solution
de chlorure de zinc à 1/10. La fièvre diminue, et le 12 juin on ne
constate plus de température.

La malade sort le 25 juillet : guérie.

Le 3 septembre, elle revient présentant des douleurs dans le bas-
ventre : douleurs dues à sa métrite. Curettage et amputation du col.

Sort le 1er octobre en bonne voie de guérison.

Cette femme n'a plus rien présenté de spécial depuis ce temps.

OBSERVATION VI.

(*Pavillon* 4, n° 12.)

G. R..., 29 ans, espagnole, cigarière, entre à l'hôpital le 20 mai 1892. Réglée à 13 ans. Règles irrégulières, peu abondantes. A 18 ans a eu un enfant mort-né de 8 mois. A 21 ans, enfant à terme. Après cet accouchement, les règles se sont régularisées. Les suites de couches n'ont jamais présenté rien de spécial. Il y a un an environ, deux ou trois jours après les menstrues, qui étaient venues à l'époque régulière, cette malade fut atteinte d'un léger rhume qui se compliqua de vomissements et de douleurs abdominales, et elle resta alitée une quinzaine de jours. Depuis, les douleurs abdominales se sont présentées à intervalles irréguliers ; les règles, sans être irrégulières, étaient cependant plus abondantes et toujours douloureuses. La malade nous dit souffrir continuellement depuis deux mois environ. Elle est très amaigrie et se plaint d'être continuellement dans le sang.

A l'examen, on constate que l'utérus est volumineux, immobile, le col long, hypertrophié, douloureux à la pression. Dans le cul-de-sac postérieur, on sent une tumeur du volume d'une orange ; tumeur dure, chaude. Cette tumeur s'étend au cul-de-sac latéral gauche.

Le 23 mai, incision et dissection de la poche, qui fournit 500 gram. de pus grumeleux, d'odeur fétide. Lavage et drainage.

Le 22 juin, la malade se trouve bien mieux, la poche purulente fournit peu de pus. Amputation du col et points de suture. Gaze iodoformée.

Deux fois par jour : lavage de la poche et du vagin. Tampons de gaze.

Le 30 juin, on enlève les points de suture du col.

La malade sort le 10 juillet complètement guérie.

Cette malade, examinée depuis, vaque à ses occupations et ne souffre plus.

OBSERVATION VII.

Mme X..., rue d'Arzew. Août 1891.

Femme de 30 ans. Pas d'antécédents morbides. Toujours bien réglée. Deux grossesses à terme, la dernière il y a deux ans. Pas de complications, souffre depuis un an environ et ne peut nous dire à quelle cause elle doit attribuer son mal. Règles douloureuses, irrégulières, abondantes. Dans l'intervalle des menstrues, elle ne souffrait presque point. Depuis vingt jours : douleurs intolérables.

A l'examen, on constate que le ventre est souple, peu douloureux dans la région utérine. L'utérus est peu augmenté de volume, fixé en arrière ; dans le cul-de-sac postérieur on sent une tumeur dure, chaude, du volume d'une grosse noix, douloureuse à la pression et l'on constate sur cette tumeur un point plus dépressible maximum de la douleur.

Incision et dissection. Écoulement de pus assez abondant. Lavage de la cavité qui ne contient point de brides fibreuses, drainage.

Suites simples. Guérison complète en vingt-cinq jours.

OBSERVATION VIII.

Mme Y... Avril 1891. Hôtel de l'Univers, Oran.

Femme de 32 ans. Habite Mostaganem. A eu cinq enfants, tous bien venus. Accidents puerpéraux graves à la dernière couche, qui a eu lieu il y a six ans. La malade reprit ses occupations ordinaires trois mois après. Depuis ce moment, elle éprouve des douleurs, à des époques irrégulières dans le côté droit du ventre. Pertes blanches. Sensation de poids dans le bas-ventre, marche difficile. Ces phénomènes s'accentuent, la fièvre survient : elle se fit alors soigner un mois à Mostaganem, puis voyant que son affection s'aggravait elle vint à Oran consulter M. le Dr Mondot.

A l'examen : douleur vive dans le côté droit, cul-de-sac latéral droit tendu, résistant, très sensible. L'utérus semble fixé dans le flanc droit : les culs-de-sac postérieur et latéral gauche sont libres.

Deux jours après : ponction dans le cul-de-sac droit qui donne issue à une quantité de pus peu considérable.

5

L'incision est agrandie au bistouri, une mèche de gaze iodoformée est placée dans la cavité. Suites simples : la malade repart
quinze jours après.

En décembre de la même année, Mme Y... revient présentant des
phénomènes analogues, mais cette fois le palper abdominal, combiné au toucher vaginal, permet de constater que l'on a entre les
mains une tumeur plus volumineuse. La malade se prête volontiers
à une deuxième opération.

Incision vaginale et dissection : ouverture d'une cavité qui
donne environ 600 gram. de pus grumeleux, verdâtre. Drainage.
Suites simples : pas de fièvre.

La malade, guérie en un mois, a été revue depuis et ne présente
plus aucun symptôme du côté de ses organes atteints.

OBSERVATION IX.

Mme X..., place de Laperle, Oran, septembre 1891, 28 ans. N'a
jamais eu d'enfants. Pas d'antécédents pelviens. Souffre depuis
trois mois environ, aux périodes menstruelles. Les règles sont
abondantes et reviennent irrégulièrement. La malade ne sait à
quoi attribuer son affection.

Examen : Le ventre est souple, l'utérus peu augmenté de volume.
Le toucher vaginal montre, dans le cul-de-sac de Douglas, une
induration du volume d'une noisette.

Incision et dissection qui ne donnent qu'un peu de sang. Les
tissus sont rouges, congestionnés. Les jours suivants, douches
vaginales antiseptiques.

Guérison complète en quinze jours.

OBSERVATION X.

(*Pavillon* 4, n° 12.)

Mme D..., 32 ans, couturière, entre à l'hôpital le 15 janvier 1891.
Pas de maladies antérieures. Souffre depuis quatre ou cinq mois.
Profondément anémiée. Douleurs très vives.

Examen : On sent, dans le cul-de-sac postérieur, une tumeur du volume d'une grosse orange, tumeur chaude très douloureuse et très dure. L'utérus est volumineux, fixe, en antéposition. Ponction et incision le 18 janvier, donnant issue à 600 gram. de pus fétide. Drainage et lavage de la poche.

19. Temp. 38°,5. Langue rouge, sèche, phénomènes douloureux du côté du ventre. Lavages de la poche. — Quinine, 1 gram.

20. Temp. 38°,2. La langue est toujours sèche, rouge, le ventre est pourtant moins douloureux. — Quinine, 1 gram.

21. Temp. 37°,8. Langue toujours sèche.

22. Temp. 37°,2. Langue rouge, mais humide.

23. Temp. 37°,2.

25. Les phénomènes douloureux ont disparu, la plaie cavitaire va bien. Tous les jours, lavages et tampons de gaze iodoformée.

5 avril. La malade sort complétement guérie. Cette femme est le plus beau cas de guérison que nous ayons eu, car depuis deux ans elle se porte à merveille.

INDEX BIBLIOGRAPHIQUE

GRISOLLE.— Archives générales de Médecine, 1839, 3ᵉ série, tom.IV.

BOURDON. — Revue médicale, 1841, tom. III.

NONAT. — Gazette des Hôpitaux, 1850.

VALLEIX. — Inflammation du tissu cellulaire péri-utérin. Union médicale, 1853, 5ᵉ série, tom. IX.

BERNUTZ et GOUPIL. — Archives générales de Médecine, 1857, 5ᵉ série.

— Clinique médicale sur les maladies des femmes, 1862, tom. III.

VIRCHOW. — Des suppurations pelviennes chez la femme, 1891.

ARAN. — Leçons cliniques.

SINETY (DE). — Des inflammations qui se développent au voisinage de l'utérus, considérées surtout dans leur forme bénigne. Progrès médical, 1882.

— Traité pratique de Gynécologie.

MARTINEAU. — Leçons cliniques sur les maladies de l'utérus, 1880.

MARTIN. — Traité clinique des maladies des femmes. Traduction Tarnier, 1889.

LE DENTU. — Gazette des Hôpitaux, 27 février 1892.

EMMET. — Traité pratique des maladies des femmes, 1887. Traduction Ollivier.

CHURCHILL et LEBLOND. — Traité pratique des maladies des femmes, 1881.

HEGAR et KALTENBACH. — (Traduction française de Bar). Traité de Gynécologie opératoire.

CAUTIN. — Des lymphangites péri-utérines non puerpérales. Thèse de Paris, 1889.

VERSEGUY. — De la périmétrite et de son traitement. Thèse de Paris.

KŒNIG. — Traité de Chirurgie clinique.

HERVOT. — Contribution à l'étude de la périmétrite. Thèse de Paris, 1887.

LAROYENNE. — Lyon médical, 21 février 1886.

BLANC. — De l'inflammation péri-utérine chronique, etc. Thèse de Lyon, 1887.

GOULLIOUD. — Congrès français de Chirurgie, 4ᵉ session. Paris, 1889.

   — Débridement vaginal des collections pelviennes. Archives de Tocologie, 1891.

POZZI. — Traité de Gynécologie.

DELBET. — Des suppurations pelviennes chez la femme.

TERRILLON. — Ovarites et salpingites.

DUPLAY et RECLUS. — Traité de Chirurgie, tom. VIII.

Semaine médicale, 4, 11, 18 mars ; 4 avril ; 15 juillet ; 18 novembre 1891 ; 12 octobre 1892.

Bulletin médical, 14 mai 1893.

Annales de Gynécologie. — De 1874 à 1892.

Progrès médical, 5 août 1882.

Nouvelles Archives d'Obstétrique et Gynécologie, 1892, tom. VII.

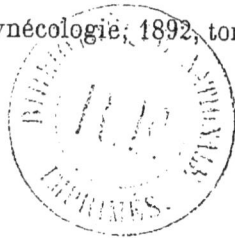

www.ingramcontent.com/pod-product-compliance
Lightning Source LLC
Chambersburg PA
CBHW070829210326
41520CB00011B/2175